BEI GRIN MACHT SICH IHR
WISSEN BEZAHLT

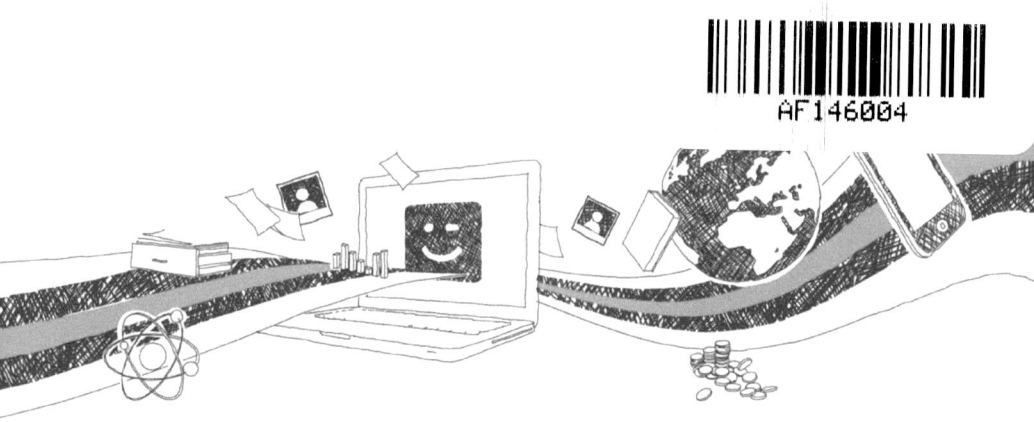

- Wir veröffentlichen Ihre Hausarbeit,
  Bachelor- und Masterarbeit

- Ihr eigenes eBook und Buch -
  weltweit in allen wichtigen Shops

- Verdienen Sie an jedem Verkauf

Jetzt bei www.GRIN.com hochladen
und kostenlos publizieren

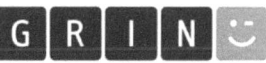

Bibliografische Information der Deutschen Nationalbibliothek:

Die Deutsche Bibliothek verzeichnet diese Publikation in der Deutschen National-bibliografie; detaillierte bibliografische Daten sind im Internet über http://dnb.d-nb.de/ abrufbar.

Impressum:

Copyright © 2018 GRIN Verlag
Druck und Bindung: Books on Demand GmbH, Norderstedt Germany
ISBN: 9783668903975

Dieses Buch bei GRIN:

https://www.grin.com/document/459826

Anonym

Interventionsprogramme für Fatigue bei diagnostizierter Multipler Sklerose

GRIN Verlag

GRIN - Your knowledge has value

Der GRIN Verlag publiziert seit 1998 wissenschaftliche Arbeiten von Studenten, Hochschullehrern und anderen Akademikern als eBook und gedrucktes Buch. Die Verlagswebsite www.grin.com ist die ideale Plattform zur Veröffentlichung von Hausarbeiten, Abschlussarbeiten, wissenschaftlichen Aufsätzen, Dissertationen und Fachbüchern.

Besuchen Sie uns im Internet:

http://www.grin.com/

http://www.facebook.com/grincom

http://www.twitter.com/grin_com

Fatigue

bei diagnostizierter Multipler Sklerose

Seminararbeit Modul D

Wissenschaftstheorie, Methoden der Pflegeforschung I

im Rahmen des

Bachelorstudiums Pflegewissenschaft

UMIT - Private Universität für Gesundheitswissenschaften,
Medizinische Informatik und Technik

Hall in Tirol, im Jänner 2018

Inhaltsverzeichnis

1 Einleitung..1

    1.1   Problemdarstellung 1

    1.2   Ziel der Arbeit..2

    1.3   Aufbau der Arbeit...2

2   Methodik 3

    2.1   Forschungsfrage 3

    2.2   Literaturrecherche..3

        2.2.1   Identifizierung relevanter Literatur 3

        2.2.2   Selektion relevanter Literatur und kritische Bewertung..4

3   Ergebnisse...6

    3.1   Tabellarische Darstellung von Studien 6

    3.2   Deskription der Studie..8

    3.3   Zusammenfassung der Ergebnisse 10

4   Literaturverzeichnis..11

5   Anhang..12

1 Einleitung

„Die Multiple Sklerose ist eine chronisch entzündliche Erkrankung des Zentralnerven-systems mit unterschiedlicher Ausprägung von Demyelinisierung und axonalem Schaden" (Kesselring, 2010). Der Ausbruch der Erkrankung beginnt hauptsächlich zwischen dem 20. und 40. Lebensjahr und zeigt sich in der Einschränkung bestimmter Interessen bezüglich Familie und Beruf. Der körperliche Verfall der Betroffenen mit der Diagnose Multiple Sklerose (MS) ist nach wie vor unaufhaltbar. Die Patienten haben daher innerhalb von 15 Jahren mit einem physischen Handicap zu rechnen. Bei einem von 20 Patienten verläuft das Leiden derart radikal, dass sein Alltag an Hilfsmittel wie Rollstuhl gebunden ist. Jeder dritte Betroffene geht aus diesen Gründen verfrüht in den Ruhestand. Nach deutschen Berechnungen belaufen sich die Krankheitskosten pro Person im Durchschnitt auf 33.000 Euro, das sind in Summe vier Milliarden Euro im Jahr. Durch die sich stets verbessernden medizinischen Leistungen steigt die Lebenserwartung der Patienten (Kesselring, 2010).

1.1 Problemdarstellung

Obwohl Fatigue eines der auffälligsten Symptome bei MS ist, gibt es im Vergleich zu anderen Symptomen wenige Assessmentmethoden dazu. Es stehen auch nicht ausreichend Behandlungsmethoden zur Verfügung. Deshalb können Veränderungen, die durch Fatigue bedingt sind, das Leben der Patienten negativ beeinflussen. So kann die Ausführung motorischer Tätigkeiten durch den Verlust der grauen Substanz im Gehirn nicht mehr zur Gänze bewältigt werden. Um solchen Einschränkungen vorzubeugen, sind physisch basierte Optionen, wie zum Beispiel Aerobicübungen, Energiebewahrungsstrategien und physische Interventionen erforderlich. Weiters ist zu unterscheiden, ob die Betroffenen an einer kognitiven, an einer physischen oder an einer kombinierten Ermüdung aus beidem leiden. Letzteres führt dazu, dass die Gehleistung von Tag zu Tag abnimmt, die Paresen zunehmen und eine Ataxie entsteht. Anfangs sind diese Defizite kaum bemerkbar, sie schleichen sich jedoch langsam ein und beeinträchtigen die Funktionsfähigkeit der Menschen mit MS (Sehle et al., 2011). Sie können daher an Kraft und folglich an Lebensqualität verlieren. Deshalb ist das Heranziehen von geeigneten Interventionsprogrammen unumgänglich. Durch diese könnten unerwünschte Phänomene beseitigt oder gemildert werden (Sehle et al., 2011).

1.2 Ziel der Arbeit

Das Ziel der Seminararbeit ist es, die Auswirkungen von verschiedenen Interventionsprogrammen sowohl auf kognitive als auch auf physische Fatigue bei MS-Patienten aufzuzeigen.

1.3 Aufbau der Arbeit

Die Seminararbeit ist in fünf Kapitel gegliedert, wobei die letzten zwei das Literaturverzeichnis und den Anhang beinhalten. Die nachstehenden Kapitelüberschriften haben jeweilige Unterbegriffe, die ebenfalls in dieser Arbeit behandelt werden. Generell erfolgt der Aufbau der Arbeit nach den Kriterien von Sturma, Ritschl, Dennhardt und Stamm (2016, S. 214). Im ersten Kapitel werden das Thema und die dazugehörigen Fakten dargestellt und definiert. Die Beschreibung des Forschungsproblems, das Ziel der Arbeit und der Aufbau der Arbeit runden den ersten Überbegriff ab. Im zweiten Abschnitt wird die Methodik thematisiert. Hier soll die Forschungsfrage aufgezeigt und die Vorgehensweise bei der Literaturrecherche beschrieben werden. Zudem wird die Selektion relevanter Literatur und deren kritische Bewertung beschrieben. Hierbei werden die Schritte von Sturma et al. (2016, S. 212ff) berücksichtigt und als Anhaltspunkt verwendet. Das dritte Kapitel behandelt die Ergebnisse der herangezogenen Studien. In diesem Abschnitt wird die Literatur analysiert, zusammengefasst und die Ergebnisse tabellarisch aufgezeigt. Anschließend wird die Deskription der Studien anhand des EME-Formats durchgeführt. Danach wird mit der Zusammenfassung der Ergebnisse fortgefahren, wie auch bei Sturma et al. (2016, S. 212ff) vorgesehen. Abgeschlossen wird die Studie mit dem Literaturverzeichnis und dem Anhang, welcher ein Suchprotokoll und zwei kritische Würdigungen nach Panfil (2013, S. 209ff) beinhaltet.

2 Methodik

In diesem Abschnitt wird die Forschungsfrage dargestellt und die Literaturrecherche nach Sturma et al. (2016, S. 212ff) veranschaulicht.

2.1 Forschungsfrage

Folgende Forschungsfrage wurde in dieser Seminararbeit beantwortet:

Wie wirken sich Interventionsprogramme bei bekannter MS auf kognitive und physische Fatigue aus?

Die Fragestellung wurde mithilfe des PEO-Schemas formuliert.

2.2 Literaturrecherche

Für die Suche wissenschaftlicher Literatur wurden die pflegewissenschaftlich relevanten Datenbanken Medline und Cochrane hinzugezogen. Damit die Fragestellung und die Literatur korrespondierten, wurde mit MeSh-terms gearbeitet. Die Recherche erfolgte nach Sturma et al. (2016, S. 212ff).

2.2.1 Identifizierung relevanter Literatur

Um bei der Literatursuche relevante Treffer erzielen zu können, schränkte der Autor die Erhebung mit bestimmten Kriterien ein. In der Datenbank Cochrane wurde der Filter „multiple sclerosis" gewählt, um andere Krankheiten, die für diese Seminararbeit irrelevant wären, auszuschließen. In Medline wurde die Recherche auf „Free full text" und auf ein Publikationsdatum, das nicht älter als 5 Jahre ist, begrenzt. Ein weiteres Ausschlusskriterium war eine nicht englischsprachige Studie. Daher wurden mehrere Studien ausgeschlossen, da sie zum Beispiel spanischsprachig waren. Außerdem wurden Reviews und qualitative Studiendesigns nicht miteinbezogen. Die Suchbegriffe in der „Advanced"-Suche waren „multiple sclerosis AND fatigue AND fatigability", wodurch beim ersten Versuch 19 Treffer gefunden wurden. Ein weiterer Versuch mit anderen Begriffen ergab 62 Studien, die Datenbank Cochrane hingegen 56. Mit diesem Verfahren wurden somit die Treffer auf vier für die Forschungsfrage relevante Studien beschränkt.

2.2.2 Selektion relevanter Literatur und kritische Bewertung

Für die Selektion relevanter Literatur galten die Filter, die bereits bei der Identifizierung gesetzt wurden. Zudem wurden die Titel und die Abstracts der identifizierten Publikationen eingesehen und der Großteil davon nicht verwertet, da diese den vom Autor gesetzten Filtern nicht eindeutig entsprachen. Übrig blieben vier in Medline gefundene Studien, von denen der Volltext durchgelesen wurde. Davon wurde eine ausgeschlossen, da deren Thematik nicht übereinstimmend mit den anderen Studien war. Sie handelte nicht spezifisch von Interventionsprogrammen bei MS-Patienten, sondern spezialisierte sich auf Depression als Folge von Fatigue. Außerdem wurde eine weitere Studie ausgeschlossen, die die Fatigue bei MS beschrieb, jedoch nicht näher auf Interventionsprogramme einging. Somit blieben zwei Studien übrig, die jeweils einer kritischen Würdigung nach Panfil (2013, S. 209ff) unterzogen wurden. Der Autor hat beide Studien für geeignet befunden, da es in diesen um Interventionen geht, die sich auf die Ermüdbarkeit von Personen mit Multipler Sklerose richten und die Ergebnisse dieser Studien gut miteinander vergleichbar sind. Auf der nächsten Seite wird die Literaturrecherche in einem Flussdiagramm grafisch dargestellt.

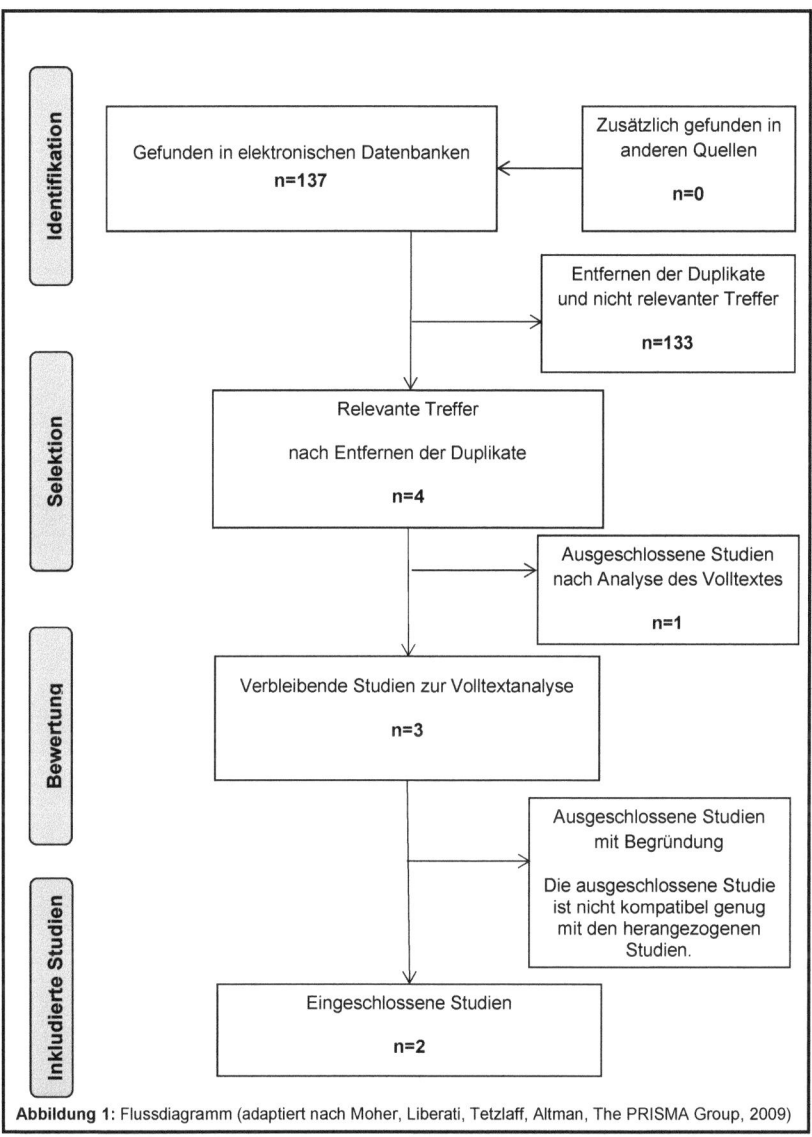

Abbildung 1: Flussdiagramm (adaptiert nach Moher, Liberati, Tetzlaff, Altman, The PRISMA Group, 2009)

3 Ergebnisse

In diesem Kapitel erfolgt die Deskription der Studien und die Beantwortung der Forschungsfrage. Anschließend werden die Ergebnisse resümiert.

3.1 Tabellarische Darstellung von Studien

In nachfolgender Tabelle 1 sind die relevanten Daten der beiden eingeschlossenen Studien ersichtlich und zusammengefasst.

Tabelle 1: Deskription der Studie (eigene Darstellung, 2017)

Autor / Jahr / Land	Ziel(e) / Forschungsfrage(n)	Studiendesign / Stichprobe	Datenerhebung / Assessmentinstrumente	Ergebnisse
Aldughmi, Bruce & Siengsukon (2017), USA	Zusammenhang zwischen Fatigue und wahrgenommener Müdigkeit bei MS unter Verwendung vom Neurologischen Fatigue Index (NFI) und Durchführung verschiedener Übungen	Quantitative Querschnittsstudie Gelegenheitsstichprobe Teilnehmer N=52 Einschlusskriterien: • Alter (18 bis 60 Jahre) • Schubweise verlaufende oder sekundär progredient verlaufende MS • Teilnehmer müssen sich mit oder ohne Hilfsmittel bewegen können • Mini-Mental State Examination > 24	Assessmentinstrumente: Fragebogen, NFI, sechsminütiger Gehtest (6MWT), Test der Griffstärke, Continuous Performance Test, The response speed variability score, visuelle Analogskala für Fatigue, Beck Depression Inventory, The Multiple Sclerosis Quality of Life-54, The Functional Status Questionnaire, Patient-Determined Disease Steps Datenanalyse: Shapiro-Wilk-Test und Wilcoxon signed rank Test unter Verwendung von Statistical Package for the Social Sciences (SPSS)	• Gehtest: Gehleistung nimmt ab • Test der Griffstärke: ca. 36 prozentiger Rückgang bei Versuch 15 • Ermüdung steigt um 50 Prozent nach bestimmten Leistungen • Kognitive Müdigkeit: Ursache für Depression und vice versa • Fatigue mit physischer Lebensqualität eng verbunden • Erschöpfung nach etlichen Übungen deutlich erhöht • Fatigue ≠ Leistungsabnahme
Hameau, Bensmail, Roche & Zory (2017), Frankreich	Veränderungen der Fatigue bei MS und der Ermüdung der Streckmuskeln im Kniebereich nach einem kombinierten Rehabilitationsprogramm	Quantitative Pilotstudie Gelegenheitsstichprobe Teilnehmer N=23 Männer n=10 Frauen n=13 Einschlusskriterien: • Diagnose MS und eine Expanded Disability Scale ≤ 6 • Kein Rückfall in den letzten drei Monaten • Gleichbleibende Medikation bei MS • Keine Rehabilitation in den letzten sechs Monaten	Assessmentinstrumente: Modified Fatigue Impact Scale (MFIS), Isokinetische Evaluation mit ConTrex-MJ, Elektromyographie Datenanalyse: • MatLab version 9.0 • Shapiro-Wilk-Test • Wilcoxon signed rank Test	• Streckmuskeln sind um ca. 1/6 stärker • Fatigue Index Mann = Fatigue Index Frau • Fatigue Index höher nach Rehabilitation • Medianer MFIS Fatigue Score gesunken • Abnahme des physischen Teiles des MFIS • Stärke und neuromuskuläre Wirkung nach Intervention erhöht • Fatigue hat Auswirkungen auf Aktivitäten des täglichen Lebens (ATL's) • Interventionsprogramme beeinflussen Lebensqualität positiv

3.2 Deskription der Studie

Aldughmi et al. (2017)

Aldughmi et al. (2017) beschreiben in ihrer Studie die Relation zwischen Fatigue und erworbener Müdigkeit bei Patienten mit MS. Diese Beziehung wird unter Berücksichtigung verschiedener Interventionen dargestellt. Eingegangen wird auf den Neurologischen Fatigue Index und wie dieser sich auf die Müdigkeit bei Personen mit MS auswirkt. In der vorliegenden quantitativen Querschnittsstudie wurde die Auswahl der in Summe 52 Betroffenen mittels Fragebögen und unter den Einschlusskriterien einer diagnostizierten, sekundär progredient verlaufenden MS, einer Altersbeschränkung zwischen 18 und 60 Jahren, einer Mobilität ohne jegliche Hilfsmittel und einer Punktezahl, die bei der Mini-Mental State Examination mehr als 24 aufweist, getroffen. Nach der Datensammlung wurde mittels Assessmentinstrumenten und deskriptiver Statistiken der Zusammenhang mehrerer Variablen aufgezeigt, welche mittels SPSS (Shapiro-Wilk-Test und Wilcoxon signed rank Test) analysiert wurden. Daraus ergab sich, dass etliche körperliche Tätigkeiten während der Ausführung der zugehörigen Interventionsprogramme rückläufig wurden. So konnten die Teilnehmer beim 6-Minute Walk Test in der ersten Minute in etwa 75 Meter bewältigen. In den letzten 60 Sekunden reduzierte sich die zurückgelegte Distanz jedoch auf circa 66 Meter. Bei der Auswertung der Kraft der dominanten Hand war beim letzten Versuch ein Rückgang von neun Kilogramm bezüglich der Griffleistung im Vergleich zum ersten Versuch zu beobachten. Die Verschlechterung der Ergebnisse war weder mit der physischen noch mit der kognitiven Domäne des NFI assoziiert (physisch: P=.409 und kognitiv: P=.620). Laut der visuellen Analogskala für Fatigue stieg die Müdigkeit um etwa 50 Prozent nach den durchgeführten Übungen an. Die Studienteilnehmer bestätigten eine stärkere Erschöpfung zu spüren, die besonders nach Absolvierung von Geh-, Kraft- und Aufmerksamkeitsaufgaben auftrat. Der NFI ergab, dass die Möglichkeit durch kognitive Fatigue eine Depression zu bekommen besteht und umgekehrt genauso. Es besteht auch eine Verbindung zwischen physischem und kognitivem Müdigkeitszustand bei Übungen, die ein gewisses Maß an Achtsamkeit erfordern. Des Weiteren ist die Lebensqualität in körperlicher Hinsicht zunehmend mit Mattheit verbunden (Aldughmi et al., 2017).

Ein stärkerer Zustand der Fatigue muss nicht zwingend zur Leistungsminderung der erkrankten Personen führen (Aldughmi et al., 2017).

Hameau et al. (2017)

In der Einleitung der quantitativen Pilotstudie von Hameau et al. (2017) werden die Bedeutung von Fatigue für MS-Patienten und ihre Auswirkung auf die ATL's erläutert. Darüber hinaus wird erwähnt, dass die optimale Methode zur Reduzierung von Fatigue bei Patienten mit MS noch nicht ermittelt wurde (Heine, van de Port, Rietberg, van Wegen & Kwaakel, 2015, zit. aus Hameau et al., 2017). Für die Studie wurden insgesamt 23 Personen herangezogen. Durch verschiedene Assessmentmethoden wie MFIS, Isokinetische Evaluation mit ConTrex-MJ und Elektromyographie wurden die Daten erhoben. Als Einschlusskriterien zur Durchführung dieser Studie wurden die Diagnose MS mit einer Expanded Disability Status Scale, welche unter sechs liegen muss, der Ausschluss eines Rückfalls innerhalb der letzten drei Monate, keine Änderung bei der Medikation bezüglich der Krankheit MS und kein Einsatz an Rehabilitationsprogrammen im letzten halben Jahr, bestimmt. Anschließend erfolgte die Datenanalyse mit dem MatLab version 9.0 und SPSS (Shapiro-Wilk-Test und Wilcoxon signed rank Test). Somit kamen Hameau et al. (2017) zum Ergebnis, dass die Höchstleistung der Streckmuskeln rectus femoris, vastus lateralis, biceps femoris und semitendinosus nach der Rehabilitation um circa ein Sechstel angestiegen ist. Überdies sind im Laufe der Kniestreckung die Muskeln rectus femoris und vastus lateralis bekräftigt worden. Die Autoren erwähnen außerdem, dass der Fatigue Index zwischen beiden Geschlechtern keine weitgehenden Abweichungen aufweist (Männer=39,4 und Frauen 36,4; p=0,47). Zudem ist der momentane Fatigue Index nach dem Interventionsprogramm angestiegen (p=0,0068) und der mediane MFIS Fatigue Score und das mediane Ergebnis der körperlichen Domäne nach dem Programm zurückgegangen (p<0,00025). Nach der vierwöchigen Intervention konnte eine Kraftsteigerung bei den Patienten festgestellt werden. Weiters kam es zum Anstieg der neuromuskulären Effektivität. Hameau et al. (2017) erläutern überdies, dass die ATL's durch Fatigue beeinflusst werden können. Demzufolge können Interventionen die Lebensqualität der Patienten mit MS angenehmer gestalten und fördernd wirken.

3.3 Zusammenfassung der Ergebnisse

Die Ergebnisse der Studien von Aldughmi et al. (2017) und Hameau et al. (2017) decken sich in einigen Aspekten, allerdings bestehen auch gewisse Abweichungen, wenn diese einander gegenübergestellt werden. So kamen Aldughmi et al. (2017) zum Schluss, dass bei Aufgaben, die eine gewisse Dynamik und Ausdauer erforderten, die Kondition ab einer bestimmten Zeit herabgesetzt war. Beim 6MWT legten die Teilnehmer in der letzten Minute des Tests neun Meter weniger zurück als in der ersten Minute. Auch die Leistung beim letzten Versuch des Stärketests sank um 35,9 Prozent. Diese Resultate sind unabhängig von der physischen und kognitiven Sparte des NFI (physisch: P=,409 und kognitiv: P=,620). Letztere veranschaulicht, dass kognitive Ermüdung ein Grund für depressive Verstimmungen sein kann und umgekehrt. Hameau et al. (2017) legten wiederum dar, dass sich das Leistungsvermögen der jeweiligen Streckmuskeln (rectus femoris, vastus lateralis, biceps femoris und semitendinosus) nach dem Interventionsprogramm um ca. 15 Prozent erweitert hat. Einen positiven Einfluss auf den rectus femoris und den vastus lateralis hatten die Streckübungen des Knies. Die Resultate des Fatigue Index waren für Männer und Frauen beinahe similär (Männer=39,4 und Frauen 36,4; p=0,47). Der momentane Fatigue Index ist nach der Rehabilitation angewachsen (p=0,0068), wohingegen der mediane MFIS Fatigue Score und das mediane Resultat der physischen Kategorie verringert war (p<0,00025). Aldughmi et al. (2017) führen weiters an, dass die Patienten sich nach der Ausführung bestimmter Übungen im Vergleich zu vorher schwächer fühlten. Die visuelle Analogskala für Fatigue schildert einen zweifachen Grad an Ermüdung nach den Trainingseinheiten. Darüber hinaus sind körperliche und kognitive Fatigue bei bestimmten Aufmerksamkeitsaufgaben miteinander verknüpft. Hinzu kommt, dass die physische Lebensqualität mit Fatigue assoziiert wird. Müdigkeit an sich bedeute jedoch nicht obligatorisch eine Minderung der Fähigkeiten. Laut Hameau et al. (2017) wird durch Mattheit die Ausführung der ATL's erschwert. Zur Beantwortung der Forschungsfrage stellte sich heraus, dass sich Interventionsprogramme auf kognitive und physische Fatigue hilfreich auswirken. Somit verbessert sich die Lebensqualität der an MS leidenden Personen und es kann nach der Rehabilitation beispielsweise eine gesteigerte neuromuskuläre Tätigkeit festgestellt werden.

4 Literaturverzeichnis

Aldughmi, M., Bruce, J., & Siengsukon, C.F. (2017). Relationship between fatigability and perceived fatigue measured using the Neurological Fatigue Index in people with multiple sclerosis. *International Journal of MS Care*, 19(5). doi: 10.7224/1537-2073.2016-059.

Hameau, S., Bensmail, D., Roche, N., & Zory, R. (2017). Adaptations of fatigue and fatigability after a short intensive, combined rehabilitation program in patients with multiple sclerosis. *Journal of Rehabilitation Medicine*, 49. doi: 10.2340/16501977-2277.

Kesselring, J. (2010). Multiple Sklerose. *Medinfo - Mitteilungen zu Themen der Lebensversicherung*, 1, 28-44.

Panfil, E.M. (2013). Analyse von Forschungsstudien. In H. Brandenburg, E. M. Panfil, & H. Mayer (Hg.), *Pflegewissenschaft. 2. Lehr- und Arbeitsbuch zur Einführung in die Pflegeforschung* (S. 205-212). Bern: Hans Huber Verlag.

Sehle, A., Mündermann, A., Starrost, K., Sailer, S., Becher, I., Dettmers, C., & Vieten, M. (2011). Objective assessment of motor fatigue in multiple sclerosis using kinematic gait analysis: a pilot study. *Journal of NeuroEngineering and Rehabilitation*, 8(59). doi: 10.1186/1743-0003-8-59.

Sturma, A., Ritschl, V., Dennhardt, S., & Stamm, T. (2016). Reviews. In V. Ritschl, R. Weigl, & T. Stamm (Hg.), *Wissenschaftliches Arbeiten und Schreiben. Verstehen, Anwenden, Nutzen für die Praxis* (S. 208-221). Berlin, Heidelberg: Springer Verlag.

5 Anhang

Anhang 1: Suchprotokoll

Anhang 2: Kritische Würdigung nach Panfil (2013, S. 209ff)

Anhang 3: Kritische Würdigung der zweiten Studie nach Panfil (2013, S. 209ff)

Anhang 1: Suchprotokoll

Suchort und Datum der Suche	Sucheingabe	Treffer	Relevante Treffer	Information
05.12.2017 Medline	multiple sclerosis AND fatigue AND fatigability Es wurde mit dem Filter „Free full text" gesucht.	19	2	Eine auf Medline mit diesen Suchbegriffen gefundene Studie wurde für die Seminararbeit herangezogen. Die zweite Studie wurde ausgeschlossen, da sich der Autor für eine Studie einer Suche mit anderen Suchbegriffen entschieden hat.
	fatigue AND fatigability AND rehabilitation Hier wurde der gleiche Filter wie bei der ersten Suche verwendet.	62	2	Mit diesen Suchbegriffen wurden zwei relevante Studie gefunden, wovon eine in die Arbeit aufgenommen wurde.
07.12.2017 Cochrane	multiple sclerosis AND fatigue	56	0	In der Datenbank Cochrane wurde für die Seminararbeit

	Es wurde mit dem Filter „multiple sclerosis" gesucht.			keine relevante Studie gefunden.
07.12.2017 Google Scholar	Multiple Sklerose	40.300	0	Auf Google Scholar wurde Literatur gefunden, die in der Einleitung dieser Arbeit eingesetzt wurde.
11.12.2017 Handsuche in der Bibliothek der Gesundheits- und Krankenpflegeschule Schwaz	Suchbegriff: Multiple Sklerose	0	0	Die Handsuche ergab einen Treffer, welchen der Autor ebenfalls für die Einleitung zur Erwägung gezogen hat.

Anhang 2: Kritische Würdigung nach Panfil (2013, S. 209ff) - Aldughmi et al.

Kriterium	Detektiv und Buchhalter	Beantwortung
Forschungsfrage	Was ist die Forschungsfrage?	Die Forschungsfrage ist nicht konkret formuliert. Das Ziel ist das Verhältnis zwischen Fatigue und empfundener Müdigkeit bei Patienten mit MS aufzugreifen.
Design	Welches Design wurde zur Beantwortung der Forschungsfrage gewählt?	Quantitative Querschnittsstudie
Literaturanalyse	Welche Literatur wurde genutzt (Alter, Relevanz)? Wie wurde die Literatur gesucht?	Literatur von 1985 bis 2016. Es wird nicht auf die Vorgehensweise bei der Literatursuche eingegangen.
Stichprobe	Welche Art der Stichprobe wurde herangezogen? Sind Ein- und Ausschlusskriterien genannt worden? Wie wurden die Teilnehmer rekrutiert? Wie ist die Größe der Stichprobe bestimmt worden?	Gelegenheitsstichprobe. Einschlusskriterien: • Alter von 18 bis 60 Jahren • Schubweise verlaufende oder sekundär progredient verlaufende Multiple Sklerose (MS) • Die Fähigkeit, mit oder ohne unterstützende Hilfsmittel gehen zu können • Ein besseres Ergebnis als 24 Punkte bei der Mini-Mental State Examination Ausschlusskriterien: • Alkohol- oder Drogenmissbrauch • Das Vorliegen einer anderen Störung des Nerven-

systems neben der bestehenden Multiplen Sklerose

- Physische, neurologische und sensorische Beeinträchtigungen, die auf die Stichprobe störend einwirken würden
- Menschen mit Lernstörung, Aufmerksamkeitsdefizit und Hyperaktivität
- Rückfall oder die Einnahme von Kortikosteroiden innerhalb von vier Wochen des Assessments
- Eine bekannte und unbehandelte Schlafstörung (zum Beispiel Schlafapnoe)
- Unverbesserter Visusverlust, der die Bewertung behindern würde
- Das Bestehen einer koronaren Herzkrankheit
- Ein Koronararterien-Bypass, der weniger als drei Monate zurückliegt
- Unkontrollierter Blutdruck mit Medikation (>190/110 mmHg)

Die Teilnehmer wurden über die MS Klinik in der University of Kansas Medical Center und durch persönliche Empfehlungen der Teilnehmer und Ärzte rekrutiert.

Wie die Größe der Stichprobe bestimmt wurde, bleibt in der Studie ungeklärt.

Methoden zur Datenerhebung	Welche Methoden zur Datenerhebung wurden eingesetzt? Welche Variablen / Phänomene wurden erhoben und wie wurden diese erho-	Methoden: • Fragebogen • Neurologischer Fatigue Index

ben?	
	• Sechsminütiger Gehtest • Test der Griffstärke • Continuous Performance Test (CPT) • The response speed variability score • Visuelle Analogskala für Fatigue • Beck Depression Inventory (BDI) • The Multiple Sclerosis Quality of Life-54 (MSQOL-54) • The Functional Status Questionnaire (FSQ) • Patient-Determined Disease Steps (PDDS) Es wurden Variablen wie Depression, Lebensqualität, funktioneller Status und Grad der Erkrankung durch die Beck Depression Inventory, die Multiple Sclerosis Quality of Life-54, the Functional Status Questionnaire und durch Patient-Determined Disease Steps erhoben. Physische und kognitive Qualität sowie die Schlafqualität wurden durch den Neurologischen Fatigue Index ermittelt. Physische Ermüdung und Ausdauer wurden durch den sechsminütigen Gehtest eruiert. Die leistungsbezogene Ermüdung wurde durch den Griffstärkentest, den CPT und den response speed variability score untersucht. Die Stufe der Fatigue wurde durch die visuelle Analogskala für Fatigue festgestellt.

		Weitere Variablen: • Ärztliche Vorgeschichte • Medikamentengebrauch • Demographische Charakteristiken
Ethik	Welche Aspekte der Ethik wurden diskutiert?	Es wurden keine ethischen Aspekte behandelt.

Analyse	Welche qualitativen und quantitativen Verfahren wurden zur Datenanalyse eingesetzt?	Die Fragebögen wurden mittels deskriptiver und schließender Studie ausgewertet.
		
		Die Datenanalyse erfolgte durch:
		• SPSS
		   o Shapiro-Wilk-Test
		   o Wilcoxon signed rank Test

Ergebnisse	Welche Informationen werden zur untersuchten Stichprobe gegeben?	Es werden folgende Informationen gegeben: • Im sechsminütigen Gehtest gingen die Patienten im Durchschnitt weniger als in der ersten Minute des Tests. • Beim 15. Versuch des Griffstärkentests wurde etwas mehr als ein Drittel Stärkeverlust der dominanten Hand im Vergleich zum ersten Versuch festgestellt. • Die Auswertung der visuellen Analogskala für Fatigue zeigte, dass die Ermüdung nach bestimmten Leistungen fast doppelt so hoch war als vor Ausführung der Aktivitäten. • Das Ergebnis des Neurologischen Fatigue Index

- ergab, dass kognitive Müdigkeit eine Ursache für Depression sein kann und dass Depression wiederum eine Ursache für kognitive Müdigkeit sein kann.
- Eine erhöhte Müdigkeit durch aufmerksamkeitsorientierte Leistungen wird mit physischer und kognitiver Fatigue assoziiert.
- Die physische Lebensqualität ist mit Fatigue stark verknüpft.
- Die Studienteilnehmer haben berichtet, dass der Zustand der Fatigue nach Vervollständigung von drei Aufgaben (Geh-, Kraft- und Aufmerksamkeitsübung) zugenommen hat.
- Eine erhöhte Fatigue hat nicht immer zu bedeuten, dass die Leistung nachlässt.

Diskussion	Wie sind die Ergebnisse auf dem Hintergrund des bisherigen Standes der Wissenschaft diskutiert worden? Welche Einschränkungen der Studie sind genannt und diskutiert worden? Was sind die Schlussfolgerungen der Studie?

Es wird erwähnt, dass die Ergebnisse mit den Resultaten anderer Studien teilweise übereinstimmen. Auch gibt es welche mit denen sie nicht harmonieren. Die Autoren erwähnen, dass dies auf die Auswahl verschiedener Methoden zurückzuführen sein könnte.

Einschränkungen:
- Der Neurologische Fatigue Index beschränkt sich nur auf kognitive Aspekte von MS assoziierter Fatigue.
- Die Ergebnisse sind nicht für alle Patienten mit MS generalisierbar, da 47 von 52 Patienten an einer schubweise verlaufenden MS erkrankt sind.
- Den Teilnehmern war am Tag des Tests gestattet

	ihre Medikamente einzunehmen. Dies könnte ihre Leistung beeinflusst haben. Schlussfolgerungen: Wahrgenommene Fatigue steht mit leistungsbezogener Müdigkeit im Zusammenhang, wenn eine Aufmerksamkeitsaufgabe bewältigt wurde. Verminderte physische Lebensqualität trägt ebenso stark zu Fatigue bei.
Übertragbarkeit	Welche Empfehlungen für die Forschung und Praxis haben die Autoren genannt?	Empfehlungen: • Da diese Studie zu Forschungszwecken dient, sind mehrere Studien notwendig um die Ergebnisse vergleichen zu können. • Auch Patienten mit erhöhtem Schweregrad der MS sollen laut den Autoren inkludiert werden. • Die Maßnahmen, die in dieser Studie getroffen wurden, können auch für klinische MS bezogene Fatigue-Assessments verwendet werden.

Anhang 3: Kritische Würdigung nach Panfil (2013, S. 209ff) - Hameau et al.

Kriterium	Detektiv und Buchhalter	Beantwortung
Forschungsfrage	Was ist die Forschungsfrage?	Es liegt keine explizite Forschungsfrage vor. Das Ziel dieser Studie wird jedoch in der Einleitung erwähnt. Es sollen die Veränderungen von Fatigue und Ermüdbarkeit von Patienten mit MS und Veränderungen der Leistung ihrer Kniestreckmuskeln nach einem kurzen Rehabilitationsprogramm erforscht werden.
Design	Welches Design wurde zur Beantwortung der Forschungsfrage gewählt?	Quantitative Pilotstudie
Literaturanalyse	Welche Literatur wurde genutzt (Alter, Relevanz)? Wie wurde die Literatur gesucht?	Literatur von 1970 bis 2015 Die Literatursuche an sich bleibt in der Studie unerwähnt.
Stichprobe	Welche Art der Stichprobe wurde gezogen? Sind Ein- und Ausschlusskriterien genannt worden? Wie wurden die Teilnehmer rekrutiert? Wie ist die Größe der Stichprobe bestimmt worden?	Gelegenheitsstichprobe Einschlusskriterien: • Diagnose Multiple Sklerose mit einer Expanded Disability Status Scale ≤ 6 • Kein erneutes Auftreten innerhalb der letzten drei Monate • Keine geänderte Medikation in Bezug auf Multipler Sklerose • Keine Teilnahme an Rehabilitationsprogrammen in den letzten sechs Monaten Es gibt keine Ausschlusskriterien, die der Studie entnommen werden können.

Methoden zur Datenerhebung	Welche Methoden zur Datenerhebung wurden eingesetzt? Welche Variablen / Phänomene wurden erhoben und wie wurden diese erhoben?	Methoden: • Modified Fatigue Impact Scale (MFIS) • Isokinetische Evaluation mit ConTrex-MJ • Elektromyographie Durch das Rehabilitationsprogramm, an dem die Physiotherapie beteiligt ist, werden folgende Variablen erhoben: • Balance • Gangtraining • Muskelspannung • Stärketraining • Ausdauer Durch die isokinetische Evaluation und die Elektromyographie wird die Stärke der Muskeln (rectus femoris, vastus lateralis, biceps femoris und semitendinosus) ermittelt. Durch die Modified Fatigue Impact Scale wird dem Fatigue Index vor und nach der Rehabilitation nachgeforscht.
Ethik	Welche Aspekte der Ethik wurden diskutiert?	Die Studie wurde mit der Übereinstimmung der ethischen Normen von World Medical Association durchgeführt und von der ethischen Kommission (CPP Ile de France XI–St Germain-en-Laye) genehmigt.

Analyse	Welche qualitativen und quantitativen Verfahren wurden zur Datenanalyse eingesetzt?	Datenanalyse:
		• MatLab version 9.0
		• SPSS
		    o Shapiro-Wilk-Test
		    o Wilcoxon signed rank Test

Ergebnisse	Welche Informationen werden zur untersuchten Stichprobe gegeben?	Folgende Punkte werden präsentiert:
		• Die Höchstleistung der Streckmuskeln stieg um fast 15 Prozent nach dem Rehabilitationsprogramm.
		• Es gibt keinen gravierenden Unterschied zwischen dem Fatigue Index bei Männern und Frauen
		• Nach der Rehabilitation ist der momentane Fatigue Index angestiegen.
		• Der mediane MFIS Fatigue Score ist nach der Rehabilitation erheblich gesunken.
		• Das mediane Ergebnis von der physischen Domäne der MFIS ist ebenso zurückgegangen.
		• Die vierwöchige Intervention hat die Kraft der Patienten und die neuromuskuläre Effektivität erhöht.
		• Nach dem intensiven Interventionsprogramm wurde die Wirksamkeit des rectus femoris und des vastus lateralis während der Kniestreckung eindeutig gestärkt.
		• Fatigue beeinflusst die Aktivitäten des täglichen Lebens eminent.
		• Interventionsprogramme können einen positiven Einfluss auf die Lebensqualität von Personen mit MS erzielen.
Diskussion	Wie sind die Ergebnisse auf dem Hintergrund des bisherigen Standes der Wissenschaft diskutiert worden? Welche Einschränkungen der Studie sind genannt und diskutiert worden? Was sind die Schlussfolgerungen der Studie?	Die Zunahme der Stärke der Betroffenen, die an Multipler Sklerose leiden, wurde auch in anderen Studien mit Rehabilitationsprogrammen beobachtet.
		Auch der Prozentsatz von 56 der ermittelten Fatigue vor der Rehabilitation stimmt mit einer anderen Studie fast exakt überein.
		Diese Studie bestätige für die Wissenschaft, dass eine mehrwö-

chige Intervention die Muskelkraft immens verbessern könne. Es gebe aber auch widersprüchliche Angaben im Vergleich zu anderen Studien, zum Beispiel was die Ermüdbarkeit betreffe.

Dies beruhe aber auf den verschiedenen Verfahrensweisen der verschiedenen Autoren.

Einschränkungen:

- Die Studie sei aufgrund der wenigen Probandenzahl und aufgrund der wenigen Vergleichsmöglichkeiten mit Vorsicht zu interpretieren.
- Da es sich um eine Pilotstudie handelt, wäre eine randomisierte Studie notwendig um die Ergebnisse zu bestätigen.
- Die Unterscheidung zwischen zentraler und peripherer Fatigue konnte nicht einbezogen werden, da das dafür nötige Assessment bei der Erhebung nicht vorlag.

Schlussfolgerungen:

- Rehabilitation ist sowohl bei physischer Fatigue als auch bei allgemeiner Fatigue sinnvoll
- Obwohl das Programm so aufgebaut war, dass das Resistenztraining vor dem Ausdauertraining stattfand damit die Muskelarbeit in einem Fatiguezustand beobachtet werden konnte, zeigten die Ergebnisse eine Kraftsteigerung in einem nicht fatiguen Zustand, aber nicht im Fatiguezustand.

24

Übertragbarkeit	Welche Empfehlungen für die Forschung und Praxis haben die Autoren genannt?	Die folgenden Studien sollen mehrere Rehabilitationsprogramme kombinieren, die auf den Bewegungsapparat und auf die Aktivitäten des täglichen Lebens abgestimmt sind.

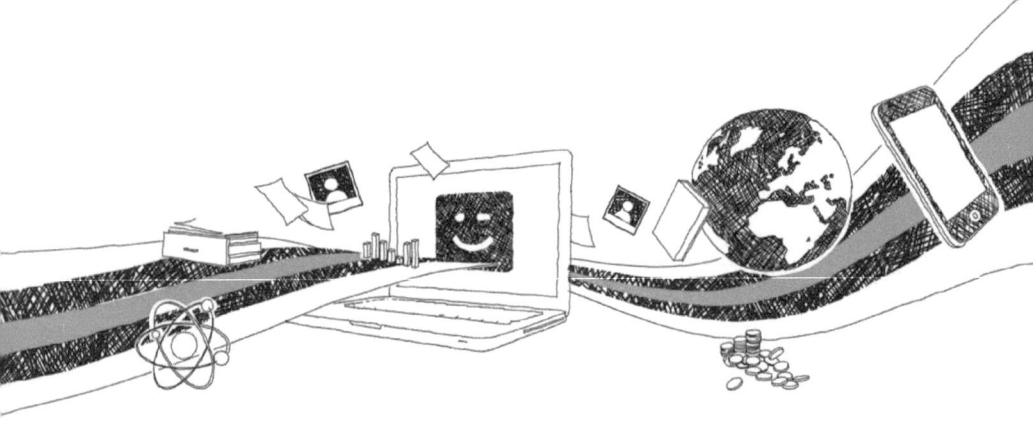
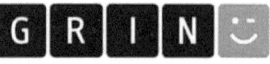